BEI GRIN MACHT SICH IHR WISSEN BEZAHLT

AF145703

- Wir veröffentlichen Ihre Hausarbeit,
  Bachelor- und Masterarbeit

- Ihr eigenes eBook und Buch -
  weltweit in allen wichtigen Shops

- Verdienen Sie an jedem Verkauf

Jetzt bei www.GRIN.com hochladen
und kostenlos publizieren

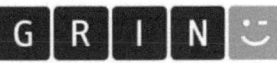

Bibliografische Information der Deutschen Nationalbibliothek:

Die Deutsche Bibliothek verzeichnet diese Publikation in der Deutschen National-
bibliografie; detaillierte bibliografische Daten sind im Internet über http://dnb.d-
nb.de/ abrufbar.

Impressum:

Copyright © 2018 GRIN Verlag
Druck und Bindung: Books on Demand GmbH, Norderstedt Germany
ISBN: 9783668783058

Dieses Buch bei GRIN:

https://www.grin.com/document/438164

Franziska Dürrschmidt

Wenn Pflege krank macht. Auswirkungen häuslicher Pflege auf pflegende Angehörige

GRIN Verlag

GRIN - Your knowledge has value

Der GRIN Verlag publiziert seit 1998 wissenschaftliche Arbeiten von Studenten, Hochschullehrern und anderen Akademikern als eBook und gedrucktes Buch. Die Verlagswebsite www.grin.com ist die ideale Plattform zur Veröffentlichung von Hausarbeiten, Abschlussarbeiten, wissenschaftlichen Aufsätzen, Dissertationen und Fachbüchern.

Besuchen Sie uns im Internet:

http://www.grin.com/

http://www.facebook.com/grincom

http://www.twitter.com/grin_com

Wenn Pflege krank macht

Auswirkungen häuslicher Pflege auf pflegende Angehörige

Fach: Pflege

Modul: 11.1.1 Spezifische Konzepte der gemeindenahen Pflege

Im Studiengang: Master of Education, 4. Semester (SoSe 2018)

Schwerpunkt: Lehramt für Berufsbildende Schulen

Datum: 10.04.2018

Von:
Dürrschmidt, Franziska

Inhaltsverzeichnis

Abbildungsverzeichnis

Tabellenverzeichnis

Einleitung

Mehr als 2,8 Millionen Menschen waren 2015 in Deutschland pflegebedürftig - Tendenz steigend (vgl. Statistisches Bundesamt nach Statista 2015a). Den Hauptgrund für den Anstieg liefert der demografische Wandel, im Zuge dessen die Menschen immer älter werden. Künftig wird pflegenden Angehörigen damit eine noch größere Bedeutung in der Pflege zuteil als heute, denn bereits 2015 wurden 71% der pflegebedürftigen Menschen zuhause versorgt (vgl. Statistisches Bundesamt nach Statista 2015b).

Mit der immensen Verantwortung als größter informeller Pflege- und Betreuungsdienst der Gesellschaft gehen bei den pflegenden Angehörigen auch hohe Belastungen einher. Beginnend mit der Diagnose einer chronischen Krankheit können sowohl die Bewältigung des Alltags als auch physische Beanspruchungen, das Ausmaß der Pflege, die Erkrankungsdauer sowie die zeitliche Beanspruchung ebenso Stressoren für die Angehörigen darstellen wie die emotionale Belastung, die veränderte Beziehung zu den Pflegebedürftigen, Schuldgefühle, Einsamkeit und Isolation. Aufgrund dieser vielfältigen gesundheitlichen Auswirkungen häuslicher Pflege begeben sich pflegende Angehörige in Gefahr, selbst zu Patienten zu werden. Sie werden daher auch als „hidden patients" oder „second victims" bezeichnet (vgl. Posch-Eliskases et al. 2015b, S.12).

Im Endbericht des Österreichischen Bundesinstituts für Gesundheitswesen (ÖBIG) wird die Belastung pflegender Angehöriger wie folgt zusammengefasst: „Pflegende Angehörige werden häufiger krank und sind anfälliger für stressbedingte Krankheiten als die Durchschnittsbevölkerung. Die Belastungen aus der Pflege sind zumeist über einen längeren Zeitraum im häuslichen Umfeld existent und dieser Umstand wirkt sich verstärkend auf das pathogene Potenzial der Pflegebelastungen aus. Eine kontinuierliche Belastung aus der Übernahme einer Pflegeaufgabe stellt sich sehr schnell ein." (BMSK 2005, S. 42).

Aufgrund der starken aktuellen Relevanz der Thematik soll es das Ziel dieser Arbeit sein, konkrete Belastungsfaktoren sowie deren wissenschaftlich belegte Auswirkungen auf pflegende Angehörige zusammenfassend und übersichtlich darzustellen. Hierfür werden zunächst die Tätigkeitsbereiche informell Pflegender skizziert. Im weiteren Verlauf der Arbeit werden dann sowohl psychische als auch physische Auswirkungen der täglichen Belastungssituation pflegender Angehöriger dargestellt. Nachfolgend wird auf weitere Auswirkungen der Pflegeübernahme eingegangen. Im Rahmen dessen wird geklärt, ob aus der zeitlichen Einbindung pflegender Angehöriger berufliche Einschränkungen und/oder finanzielle Einbußen resultieren. Abschließend wird die Geschlechterverteilung pflegender Angehöriger dargestellt. Hierbei wird auch auf geschlechterspezifische Unterschiede bei der Belastungsempfindung sowie den Auswirkungen der Belastung eingegangen. Dies erfolgt, da es für die im Fazit dargestellten möglichen, zukünftigen Implikationen von Bedeutung ist.

1 Herausforderungen des Pflegealltags

Häusliche Pflege ist wahrlich eine Vollzeit-Aufgabe. Durchschnittlich stehen 64% der Hauptpflegepersonen[1] ihrem unterstützungsbedürftigen Angehörigen rund um die Uhr zur Verfügung. Etwa 26% sind mehrere Stunden am Tag und acht Prozent mehrere Stunden wöchentlich anwesend (vgl. Schneekloth et al. 2003, S. 22).

Um dem zu Pflegenden gerecht werden zu können gehören vielfältige Verrichtungen zu den Tätigkeitsbereichen pflegender Angehöriger. Hierunter fallen zum einen die Körperpflege (Waschen, Duschen, Baden, Zahnpflege, Kämmen, Rasur, Darm- oder Blasenentleerung), Unterstützung bei der Ernährung (mundgerechte Zubereitung und Aufnahme der Nahrung), aber auch Hilfestellung bei der Mobilität (Aufstehen und Zu-Bett-Gehen, An- und Auskleiden, Gehen, Stehen, Treppen steigen, Verlassen und Wiederaufsuchen der Wohnung) sowie die hauswirtschaftliche Versorgung (Einkaufen, Kochen, Reinigen der Wohnung, Spülen, Waschen, Beheizen). Zum anderen bedarf es auch der Fürsorge in Form von Betreuung und Beaufsichtigung (z.B. Hilfen zur Alltagsgestaltung, „nach dem Rechten schauen"), durch die Begleitung zu Arztbesuchen bzw. ärztlich angeordneten Therapien, für die Organisation der Pflege und die Regelung bürokratischer Angelegenheiten (z.B. Anträge ausfüllen, Post beantworten, Telefonate, Abstimmung mit anderen Helfern) (vgl. Hielscher et al. 2017, S. 55).

Je beeinträchtigter ältere Menschen werden, desto mehr steigen auch ihre körperlichen Ansprüche. Zahlreiche alltägliche Situationen erfordern großen Kraftaufwand und sind ohne zusätzliche Hilfe nicht zu bewältigen (vgl. Schulz et al. 1995 nach Posch-Eliskases et al. 2015b, S.12). Pflegende Angehörige sind daher mit immensen Belastungen konfrontiert. Sie sind gezwungen ihren Alltag neu zu strukturieren und innerfamiliäre Rollen neu zu verteilen. Wenn sie zudem noch berufstätig sind, kommt es schnell zu einer Dreifachbelastung zwischen Familie, Pflege und Beruf, welcher zu große psychische Druck führen kann. Hinzu kommt die körperliche Anstrengung der Pflege. Die Gesamtheit dieser divergenten Belastungen kann krank machen. Daher soll im nachstehenden Kapitel zunächst auf die psychischen Belastungen und im darauf folgenden Kapitel auf die körperlichen Beschwerden pflegender Angehöriger eingegangen werden.

---

[1] Hauptpflegepersonen sind informelle Pflegepersonen mit und ohne Verwandtschaftsgrad, die die Hauptverantwortung für die Organisation und das Funktionieren des Pflegearrangements tragen und die Pflege- und Unterstützungsarbeit nicht professionell bzw. beruflich ausüben. (vgl. Hielscher et al. 2017, S. 45)

2 Psychische Auswirkungen der häuslichen Pflege auf pflegende Angehörige

Es gibt diverse Studien die sich mit der psychischen Belastung pflegender Angehöriger auseinander gesetzt haben. Eine dieser Studien führte die DAK-Gesundheit im Jahr 2015 durch. Um zu validen Aussagen zu gelangen, hat sie die Daten von rund 12.000 pflegenden Angehörigen sowie einer ebenso großen nicht pflegenden Vergleichsgruppe erhoben und diese beiden Gruppen miteinander verglichen. Die Personen beider Gruppen waren dabei ähnlich strukturiert, beispielsweise bezüglich ihrer Berufstätigkeit. Zudem bestand die Vergleichsgruppe überwiegend aus weiblichen Probanden, um der Tatsache gerecht zu werden, dass hauptsächlich Frauen häusliche Pflege durchführen. Die Ergebnisse der Studie zeigen, dass durchschnittlich mehr als die Hälfte (55% aller Personen zwischen 45 und 70 Jahren) aller pflegenden Angehörigen von psychischen Beschwerden betroffen sind (Abb. 1). Bei der Vergleichsgruppe sind lediglich 39,5% der Probanden mit psychischen Problemen belastet.

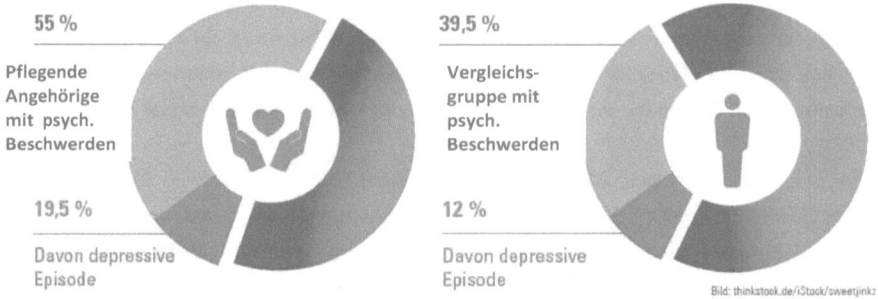

Abb. 1 Psychische Störungen und Verhaltensstörungen. Eigene Darstellung in Anlehnung an DAK-Gesundheit 2015, S. 25

Weiterhin zeigte sich, dass in der Vergleichsgruppe die jüngeren Personen deutlich seltener betroffen sind. Bei den unter 45-Jährigen sind es 31%, bei den über 45-Jährigen 48%. Bei den pflegenden Angehörigen machte das Alter wiederum nur einen marginalen Unterschied aus (vgl. DAK-Gesundheit 2015, S. 24f).

Durch die Neustrukturierung des Alltags, die häufig mit verminderter Freizeit einher geht, ist auch das Umfeld der Pflegenden betroffen. Dies kann zur Vernachlässigung sozialer Kontakte und damit auch zu Konflikten führen. Letzten Endes geraten pflegende Angehörige nicht selten in eine Spirale der Überbelastung, welche eine gesellschaftliche Isolation zur Folge hat. Die häufigste psychische Erkrankung unter pflegenden Angehörigen sind Depressionen. Diese äußern sich durch eine gedrückte Stimmung, morgendliche Müdigkeit sowie eine mehr oder minder ausgeprägte Antriebslosigkeit. Die Betroffenen fühlen sich niedergeschlagen und vereinsamt. Laut den Ergebnissen der DAK-Gesundheit leiden durchschnittlich fast 20% der pflegenden Angehörigen unter depressiven Episoden. In der Vergleichsgruppe sind hingegen lediglich zwölf Prozent betroffen. Auch hierbei zeigten sich altersabhängige Unterschiede. Bei den Probanden unter 45 Jahren ist dies stärker ausgeprägt. Hierbei leiden etwa 17% der pflegenden Angehörigen an Depressionen wobei es bei der Vergleichsgruppe knapp neun Prozent sind. Bei den Probanden über 45 Jahren ist dieser Unterschied weniger ausgeprägt (20% der Pflegeperson, 15% in der Vergleichsgruppe) (vgl. DAK-Gesundheit 2015, S. 25f).

Eine weitere Querschnittstudie, die bei pflegenden weiblichen Angehörigen von Schlaganfall-Patienten durchgeführt wurde, überprüfte depressive Symptome und deren Tagescortisolwerte. Hierbei gaben, ebenso wie in der DAK-Studie, die jüngeren Teilnehmerinnen signifikant höhere Ausprägungen an depressiven Symptomen an. Die Teilnehmerinnen wiesen hohe Niveaus an Stress, wahrgenommener Belastung und depressiven Symptomen, sowie eine schlechte Schlafqualität auf. Diejenigen, die depressive Symptome stärker erlebten, empfanden auch Stress, Belastung und verminderte Schlafqualität intensiver als die die eine schwache depressive Verstimmung verspürten (vgl. Saban et al. 2012, S. 400f).

Auch die Techniker Krankenkasse (TKK) hat hierzu durch das Meinungsforschungsinstitut Forsa 2013 eine Studie, in Form computergestützter Telefoninterviews mittels strukturierten Fragebogens, durchführen lassen. Hierbei wurden 1000 Personen zu ihrem Stresslevel sowie zu Auslösern und Folgen von Stress befragt. Diese Stichprobe wurde nach Geschlecht, Alter, Bildung und Region gewichtet. Das Geschlechterverhältnis hält sich etwa die Waage (49% Männer, 51% Frauen) (vgl. Bestmann et al. 2014, S. 42). Bei dieser Studie gaben fast 70% pflegender Angehöriger an, dass sie manchmal oder häufig gestresst seien. Zudem leidet etwa jeder zweite an Schlafstörungen und 40 % gaben an, das Gefühl des Ausgebranntseins zu kennen. Insgesamt 25% erlitten in den vorangegangenen Jahren psychische Erkrankungen wie Burn-out, Depressionen oder Angststörungen wie in der nachfolgenden Grafik (Abb. 2) zu erkennen ist (vgl. Bestmann et al. 2014, S. 11f).

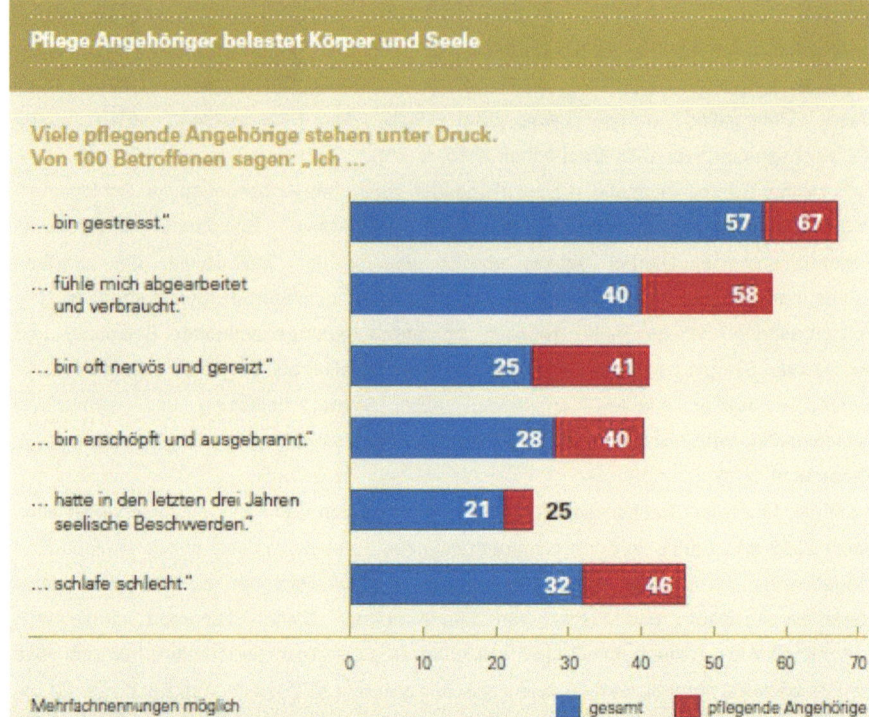

Abb. 2 Psychische Belastungen bei pflegenden Angehörigen. Eigene Darstellung in Anlehnung an Bestmann et al. 2014, S. 11

Daraus wird die außerordentliche Belastungssituation, in welcher sich viele pflegende Angehörige befinden, erkenntlich. Auf verschiedenen Ebenen wirkt zugleich Stress auf sie ein. Pflege bedeutet, dass Angehörige auch Intimitäten teilen müssen, welche die Schamgrenze überschreiten können, etwa bei der Körperpflege oder dem Toilettengang. Verschlechtert sich der gesundheitliche Zustand eines lieben Menschen, kann dies ebenso Stress auslösen. Verändert sich ein zu pflegender Mensch in Folge einer Demenz und wird seinen Angehörigen gegenüber abweisend oder gar aggressiv, ist dies für die Pfleger oft sehr belastend (vgl. DAK-Gesundheit 2015, S. 25). Laut den Ergebnissen des Deutschen Alterssurveys fühlte sich 2014 etwa ein Drittel (32%) der pflegenden Angehörigen stark oder sehr stark belastet (vgl. Klaus et al. in Mahne et al. 2017, S. 195).

Des Weiteren stellt sich die Belastungssituation der pflegenden Angehörigen entsprechend der Grunderkrankung der zu Pflegenden unterschiedlich dar. Beispielsweise zeigt sich die Pflege von Krebspatienten im fortgeschrittenen Stadium sowie von Demenz- und Alzheimer-Patienten als belastender für die Angehörigen als bei anderen Pflegesituationen mit körperlich gebrechlichen Menschen (vgl. Pinquart et al. 2003, S. 254f). Ebenso stellt die Pflege von Menschen nach einem Schlaganfall oder mit einer Demenz eine größere

Belastung dar, aufgrund der Beeinträchtigung mentaler Funktionen dieser Patienten (vgl. Andren et al. 2005, S.165).

Pflegende Angehörige von Krebs-Patienten schildern meist eine stärkere Belastung durch depressive Verstimmungen. Oft werden diese Belastungen sogar als stärker empfunden als die der Pflegebedürftigen selbst (vgl. Northfield et al. 2010, S. 577). Bei pflegenden Angehörigen von Alzheimer- und Demenz-Patienten kann es aufgrund von Verhaltensproblemen der Pflegebedürftigen verstärkt zu depressiven Symptomen und einem verschlechterten Gesundheitszustand kommen. Dies trifft vermehrt bei Pflegenden mit einem geringeren Einkommen sowie älteren Pflegende zu. Erhalten die pflegenden Angehörigen aber mehr emotionale Unterstützung, verspüren sie weniger depressive Symptome (vgl. Huang et al. 2009, S. 507). Lu und Austrom verglichen in ihrer Studie 2005 pflegende Angehörige von an Demenz erkrankten Menschen im Zusammenhang mit deren empfundenem Stress, ihrem Gesundheitsstatus, Stresssymptomen und dem Schweregrad der Symptome hinsichtlich des Vorliegens einer leichten und einer starken depressiven Verstimmung. Die Pflegenden mit starken depressiven Verstimmungen wiesen ebenso einen signifikant höheren Stresslevel auf. Im Vergleich dazu waren die Pflegenden mit leichten depressiven Verstimmungen nur geringfügigem Pflegestress ausgesetzt (vgl. Lu et al. 2005, S. 235). Die meist genannten Symptome der pflegenden Angehörigen mit depressiver Verstimmung waren hierbei (64 - 96%) Niedergeschlagenheit, morgendliche Müdigkeit, Gelenkssteifigkeit, Nervosität, Gefühle von Verärgerung, Magen-Darm- Verstimmung, Gelenksschwellungen, Kurzatmigkeit und laufende Nase. Diese Symptome fanden sich bei pflegenden Angehörigen mit leichter depressiver Verstimmung in 40 bis 56% der Fälle. Pflegenden mit starken depressiven Verstimmungen empfanden die Symptome allerdings dreimal so schwer wie die Vergleichsgruppe und berichteten zudem von Herzstechen, Husten, häufigem Urinieren, Rückenschmerzen, Gedächtnisproblemen, Niesen, Schwindel, vom Gefühl sich nutzlos zu fühlen, geschwollenen Beinen, Augenleiden, Kopfschmerzen, Schwerfälligkeit, Hautausschlag und Inkontinenz. Am stärksten empfanden diese Personen Rückenschmerzen, in Folge von Gelenkssteifigkeit, Schwerfälligkeit, Hautausschlag und Schwäche (vgl. Lu, Austrom 2010 nach Posch-Eliskases et al. 2015a, S. 24f). Pflegende Angehörige mit starker depressiver Verstimmung weisen einen höheren Pflegestress und weniger Gesundheit auf. Pflegende Angehörige von Demenzkranken mit starker depressiver Verstimmung sind zudem meist unwillig oder unfähig selbst Hilfe in Anspruch zu nehmen, da die Depression ihre Entscheidungsfähigkeit beeinflusst. Sie befinden sich außerdem in dem Glauben, dass die Gesundheitsprobleme ihrer Angehörigen einen höheren Stellenwert haben als ihre eigenen und sind vielfach in größerem Ausmaß bereit, ihre eigenen gesundheitlichen Bedürfnisse zurückzustellen (vgl. Buckwalter, Davis 2004 nach Posch-Eliskases et al. 2015a, S. 25).

Pflegende Angehörige und professionelles Pflegepersonal sind sich einig, dass der Level der Beeinträchtigung die Intensität der Belastung bestimmt. Dieser Faktor wird von Perrig-Chiello und Hutchison neben der investierten Zeit als „primärer objektiver Stressor" bezeichnet (vgl. Perrig-Chiello et al. 2010, S. 199).

3 Physische Auswirkungen der häuslichen Pflege auf pflegende Angehörige

Die körperliche Belastung, die die Pflege eines Angehörigen mit sich bringt ist nicht zu unterschätzen. Je nachdem wie agil und beweglich die zu pflegende Person ist, kann dessen Pflege sehr anstrengend sein und einen großen Kraftaufwand bedeuten. Pflegende Angehörige müssen der betroffenen Person beispielsweise aus dem Bett helfen, sie stützen oder lagern, also die Liegeposition ändern. Aus diesem Grund kommt es bei pflegenden Angehörigen häufig auch zu physiologischen Beschwerden. Diese physischen Auswirkungen der Belastung auf den Körper der Pflegenden äußern sich dadurch, dass die Funktionen der meisten Zellen und Organe des Körpers betroffen sind, wie Gehirn, Herz, Atmungssystem, Muskeln, Haut, Leber, Magen-Darm-Trakt und vor allem auch das Immunsystem. Studien bezeichnen dies als physiologisches „Burn-out", welches oftmals von einem psychologischem Burn-out begleitet wird. Zudem wurde festgestellt, dass pflegende Angehörige von Krebs-Patienten häufig ein Ungleichgewicht des autonomen Nervensystems aufweisen. Pflegende von Demenz-Patienten zeigen hingegen eher ein höheres Herzinfarktrisiko aufgrund erhöhten Blutdrucks. Desweiteren weisen pflegende Angehörige von Alzheimer-Patienten ein erhöhtes Infektionsrisiko und einen geringeren Impfschutz, eine verlangsamte Wundheilung, beschleunigtes Krebswachstum sowie beschleunigtes chromosomales Altern auf. Diese Gegebenheiten werden nicht durch Stress ausgelöst, können aber durch den Einfluss von Stresshormonen und Neurotransmittern die Krankheitsprozesse und Immunantworten beschleunigen. Weiterhin kann chronischer Stress Autoimmunerkrankungen, Herz-Kreislauf-Erkrankungen, Diabetes und ein Stoffwechselsyndrom auslösen, welches durch Fettleibigkeit, Bluthochdruck und erhöhtem Cholesterin sowie Depression zum Ausdruck kommt (vgl. Bevans et al. 2012, S. 398ff).

Pflegende Angehörige beklagen zudem nicht unerhebliche Gewichtsschwankungen aufgrund der Belastungssituation. Manche bezeichnen sich als „stress eater" und versuchen mit dieser Strategie ihren anstrengenden Arbeitsalltag und die anschließende häusliche Pflege zu bewerkstelligen. Der umfangreiche Terminplan verleitet einige Pflegende zu einer ungesunden, aber schnell verfügbaren Ernährung. Andere Pflegende berichten wiederum über stressbedingten, unbeabsichtigten starken Gewichtsverlust. Sie essen wenig und ebenso unausgewogen, weil sie intensiv mit der Pflege ihrer Angehörigen beschäftigt sind. In diesem Zusammenhang wird von wiederholten Gesundheitsproblemen wie Ekzemen und schmerzhaften Monatsblutungen berichtet. Alle Befragten, welche Gewichtsveränderungen aufwiesen, pflegten länger als ein Jahr. Diejenigen mit starkem Gewichtsverlust pflegten meist zwei Elternteile mit schlechtem Gesundheitszustand (vgl. Bialon et al. 2012, S. 213). Auch in der Studie der DAK waren physiologischen Beschwerden Teil der Datenanalyse. Hierbei wurde der Schwerpunkt auf Erkrankungen des Muskel-Skelett-Systems gelegt. Nach den Ergebnissen der DAK- Gesundheit leiden überdurchschnittlich viele Pflegepersonen (16%) an Rückenschmerzen (Abb. 3). In der Vergleichsgruppe zeigte sich der durchschnittliche Anteil der Betroffenen mit elf Prozent geringer. Als ursächlich bezeichnet die DAK, dass sich nur wenige pflegende Angehörige Zeit für einen Freizeitausgleich in Form von Bewegungsübungen oder Sport nehmen. Desweiteren führen falsch ausgeführte Bewegungsabläufe bei der Pflege nicht selten zu Symptomen körperlicher Belastung (vgl. DAK-Gesundheit 2015, S. 26f).

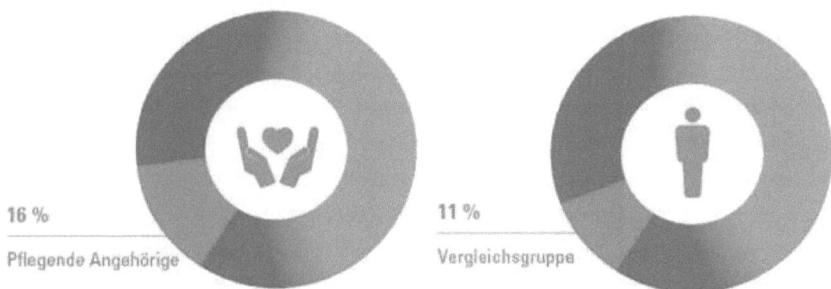

16 %
Pflegende Angehörige

11 %
Vergleichsgruppe

Abb. 3 Anzahl der Muskel-Skelett-Erkrankungen bei pflegenden und nicht-pflegenden Angehörigen. Eigene Darstellung in Anlehnung an DAK-Gesundheit 2015, S. 27

Auch in der Studie der TKK waren bei der Frage nach körperlichen Beschwerden, die häufigsten Nennungen Muskelverspannungen/Rückenschmerzen (52%). Lediglich 18,5% gaben an, unter keinerlei körperlichen Beschwerden zu leiden. Obendrein berichteten 80% der Probanden, die unter einer oder mehr körperlichen Beschwerden leiden, aus diesem Grund bereits ärztliche Behandlung in Anspruch genommen zu haben (vgl. Bestmann et al. 2014, S. 15f).

Schulz und Beach stellten in ihrer von 1993 bis 1998 durchgeführten Kohortenstudie mit 392 Pflegepersonen und 427 Nicht-Pflegepersonen sogar fest, dass die häusliche Pflege einen unabhängigen Risikofaktor für eine erhöhte Mortalität darstellt. Die pflegenden Angehörigen wiesen in dieser Studie ein um 63% höheres Sterberisiko innerhalb der vier Jahre im Vergleich zu den nicht-pflegenden Personen auf (vgl. Schulz et al. 1999, S. 2215).

4 Weitere Auswirkungen der Pflege auf pflegende Angehörige

Nachfolgend wird dargestellt mit welchen zeitlichen Aufwendungen die Übernahme von Pflege für die Hauptpflegepersonen verbunden ist. Im Rahmen dessen wird zudem der Frage nachgegangen, ob diese Zeitgebundenheit zu beruflichen Einschränkungen und dadurch zu unmittelbaren Einkommensverlusten und langfristen negativen Konsequenzen für die soziale Absicherung führt.

4.1 Der Faktor Zeit

Eine Langzeiterkrankung bringt häufig große Einbußen der Pflegenden mit sich, die oft größer sein können als die der Pflegebedürftigen selbst. Hierbei spielt auch Zeit, die die Pflegenden für ihre Angehörigen aufbringen eine nicht unwesentliche Rolle. In einer von Hielscher et al. in Kooperation mit fünf AOK-Kassen durchgeführten empirischen Erhebung wurden 2015 bis 2016 1024 Pflegehaushalte in Deutschland zu verschiedensten Themen befragt. Auf der Grundlage einer Fragebogenerhebung wurden Telefoninterviews und Online-Befragungen von pflegebedürftigen Personen (66% Frauen, 34% Männer) und deren Hauptpflegepersonen ausgewertet (vgl. Hielscher et al. 2017, S. 33ff). In diesem Sample besaßen 93% (n=953) der Befragten eine der Definition entsprechenden Hauptpflegeperson (vgl. Kapitel 1). Unter anderem wurden deren Zeitaufwendungen nach Tätigkeitsbereichen und Pflegestufen erfasst. Hierbei wurden die in Kapitel 1 dargestellten Tätigkeitsbereiche mit ihren entsprechenden Verrichtungen ermittelt: Körperpflege, Ernährung, Mobilität und die hauswirtschaftliche Versorgung sowie Zeiten für die Betreuung und Beaufsichtigung, Organisation der Pflege, Unterstützung und Wegezeiten der Hauptpflegeperson. Wie in der nachfolgenden Tabelle (Tab. 1) zu erkennen ist, lagen die größten Zeitaufwendungen für die Hauptpflegepersonen im Bereich der Betreuung, mit durchschnittlich mehr als 16 Stunden pro Woche, die damit auch die benötigte Zeit für die klassischen grundpflegerischen Tätigkeiten der Bereiche Körperpflege und Ernährung überstieg. Die hauswirtschaftliche Versorgung folgte mit rund 13 Stunden an zweiter und der Aufwand für die Körperpflege erst an dritter Stelle, gefolgt von den Hilfen zur Mobilität und bei der Ernährung. In der Betrachtung des zeitlichen Aufwands nach den Pflegestufen wird deutlich, dass dieser signifikant mit den Pflegestufen ansteigt.

Tab. 1 Durchschnittlicher Zeitaufwand der Hauptpflegepersonen nach Tätigkeitsbereichen und Pflegestufen in Stunden. Eigene Darstellung in Anlehnung an Hielscher et al. 2017, S. 56

Pflegestufe / Verrichtung	Gesamt (n=953)	Keine Pflegestufe (n=65)	Pflegestufe „Null" (n=139)	Pflegestufe I (n=255)	Pflegestufe II (n=233)	Pflegestufe III (n=261)
Körperpflege	7,7	3,3	2,3	6,5	8,9	11,6
Ernährung	5,2	1,5	1,4	3,1	5,9	9,8
Mobilität	5,6	3,3	2,1	4,9	6,9	7,6
Hauswirtschaft	13,0	9,9	12,0	12,7	12,7	15,0
Arztbesuche	1,4	1,3	1,4	2,0	1,4	1,0
Organisation	2,0	1,5	1,7	1,9	2,2	2,4
Betreuung	16,5	8,0	15,2	12,5	14,7	25,0
Wegezeiten	3,0	2,7	3,0	3,0	3,1	3,0
Gesamter Tag	54,6	31,3	39,0	46,6	55,7	75,6
Gesamte Woche	7,8	4,5	5,6	6,7	8,0	10,8

Diese differenzierte Erfassung zeigt, welche Leistungen allein die Hauptpflegepersonen erbringen. Im Durchschnitt sind sie 54 Stunden pro Woche mit der Pflege und mit deren Organisation beschäftigt. Dies entspricht dem Arbeitszeitvolumen eines Vollzeit-Arbeitstages von Montag bis Sonntag (vgl. Hielscher et al. 2017, S. 54ff).

Dieser enorme Zeitaufwand kann schnell zur Belastung für pflegende Angehörige werden. Nach einer Umfrage des BMFSFJ finden 48% der Angehörigen unter 60 Jahren und 30% der über 60-Jährigen, dass sie für sich selbst zu wenig Zeit zur Verfügung haben. Diesen Zeitmangel empfinden Frauen eher als belastend als Männer (vgl. BMFSFJ 2007, S. 258). Am schwersten wiegt hierbei der Mangel an persönlicher Freizeit, an Auszeiten und Urlaub sowie das eingeschränkte Sozialleben (vgl. Nolan et al. 2003 nach Posch-Eliskases et al. 2015b, S.13). Pflegende Angehörige mit weniger sozialen Kontakten/Netzwerken sind in der akuten sowie der chronischen Pflegephase deprimierter als Pflegende mit mehr Kontakten. Die soziale Unterstützung von Freunden, Bekannten und Familie kann sogar Stress mildern (vgl. McCullagh et al. 2005, S. 2183). Die Beschränkung auf normale Tätigkeiten wie Hausarbeiten, Einkaufen, Freunde besuchen, Sport treiben, Erholung suchen, Freundschaften pflegen und an das Haus gebunden zu sein, haben starken Einfluss auf depressive Symptome (vgl. Agren et al. 2010 nach Posch-Eliskases et al. 2015b, S. 14). Nicht zuletzt aus diesem Grund geben 52% der pflegenden Söhne und 74% der Töchter an, eine längere Auszeit von der Pflegeumgebung zu benötigen (vgl. Perrig et al. 2010, S. 202). Welchen Einfluss das eben dargestellte Ausmaß der Pflegestunden auf das Berufsleben der pflegenden Angehörigen hat, wird im folgenden Kapitel skizziert.

4.2 Auswirkungen auf das Berufsleben pflegender Angehöriger

Private Pflege und die eigene Erwerbstätigkeit miteinander in Einklang zu bringen, ist für viele der Hauptpflegepersonen eine große Herausforderung. Das Ausmaß, der im vorherigen Kapitel beschriebenen Pflegestunden, hat einen erheblichen Einfluss auf das Berufsleben pflegender Angehöriger. Perrig-Chiello und Hutchison gaben 2010 an, dass 75% der pflegenden Töchter und 46% der Söhne negative Auswirkungen der Pflege auf ihr Berufsleben erfuhren. Dabei mussten mehr als 50% der Frauen ihr Arbeitspensum reduzieren und 16% gaben ihren Job sogar komplett auf (vgl. Perrig-Chiello et al. 2010, S. 200). In einer ebenso 2010 durchgeführten Repräsentativbefragung zu den Wirkungen des Pflege-Weiterentwicklungsgesetzes von Infratest, die auf einer telefonischen Befragung von Pflegehaushalten basierte, wurden ähnliche Werte ermittelt. Von den bei Pflegeeintritt erwerbstätigen Personen gaben 34% an, aufgrund der Pflege ihre Erwerbstätigkeit reduziert zu haben, weitere 15% mussten diese vollständig aufgeben (vgl. BMG 2011, S. 30).

Auch die DAK-Gesundheit berichtet, dass 2015 zwei von drei Pflegepersonen keiner beruflichen Tätigkeit nachgingen. Demnach waren nur etwa 30% der pflegenden Angehörigen berufstätig. Von diesen berufstätigen Pflegenden arbeitet nur knapp ein Fünftel in Vollzeit und über 80% sind in Teilzeit beschäftigt. Aus den Ergebnissen der DAK-Gesundheit wird zudem ersichtlich, dass sich 80% der pflegenden Menschen in einem Alter zwischen 45 und 70 Jahre befinden. Nur knapp jede fünfte Pflegeperson ist jünger (vgl. DAK-Gesundheit 2015, S. 21). Hielscher et al. bestätigen 2017 das Ergebnis der DAK. Auch sie berichten, dass sich zu ihrem Befragungszeitpunkt 75% der Pflegenden in keinem beruflichen Tätigkeitsverhältnis befanden (vgl. Hielscher et al. 2017, S. 91).

Auch wenn aufgrund der Heterogenität der Daten keine direkten Vergleiche zwischen den Studien hergestellt werden können, lässt sich aus den Ergebnissen dennoch ableiten, dass viele der pflegenden Angehörigen beruflich kürzer treten oder gar nicht arbeiten.

Bei der Erwerbstätigkeit lassen sich zudem geschlechtsspezifische sowie bildungsgraduelle Unterschiede ausmachen. Frauen vereinbaren häufiger Berufstätigkeit und Pflege als Männer und Hochgebildete häufiger als niedriger Gebildete. Nach Angaben des Deutschen Alterssurvey waren im Jahr 2014 14% der weiblichen pflegenden Angehörigen im Alter zwischen 40 und 65 Jahren erwerbstätig. Bei den Männern betrug der Anteil rund 10%. Unter Hochgebildeten waren etwa 13% berufstätig (niedrige Bildung: 5%) (vgl. Klaus et al. in Mahne et al. 2017, S. 185).

Bezüglich der Belastungssituation empfinden Pflegende, die mehr als 20 h/Woche neben ihrer Berufstätigkeit pflegen, Stress fast 4-mal so häufig und finden kaum Zeit für sich selbst. Oft verspüren sie Müdigkeit und stufen ihren eigenen Gesundheitszustand als schlecht ein (vgl. Posch-Eliskases et al. 2015b, S.13). Diesbezüglich sind es nach Angaben der TKK keine geschlechtsspezifischen Unterschiede feststellbar. Männer und auch Frauen fühlen gleich stark durch die zusätzliche Pflegetätigkeit belastet. In der Umfrage der TKK gaben

63% der Männer bzw. 61% der Frauen an, dass sie die Pflege viel von ihrer eigenen Kraft koste (vgl. Bestmann et al. 2014, S. 19).

4.3 Finanzielle Belastung pflegender Angehöriger

Pflegende Angehörige passen ihre Berufstätigkeit den Terminplänen ihrer zu pflegenden Angehörigen an, sie beantragen Freistellungen bzw. Beurlaubungen beim Arbeitgeber, reduzieren Arbeitsstunden oder geben ihre Berufstätigkeit ganz auf. Neben den zeitlichen Aufwendungen und dem Berufsausfall aufgrund der Pflege entstehen in aller Regel auch zusätzliche Kosten, die von den Pflegehaushalten getragen werden müssen.

In einer Untersuchung von Rainer et al. (2002) gaben 30% der Befragten negative Auswirkungen auf die finanzielle Lage der Familie an. Diese werden durch Verdienstausfall, zusätzliche Ausgaben und spätere Einschränkungen im Rentenanspruch verursacht (vgl. Rainer et al. 2002, S. 107). Auch Roberts et al. stellten bereits 1999 sehr hohe jährliche Ausgaben für die Behandlung und Pflege fest, die die Lebensqualität der Familie und der pflegenden Angehörigen ungünstig beeinflussen (vgl. Roberts et al. 1999, S. 170). In einer Untersuchung von Thomessen et al. (2002) gaben 21% der Befragten, die einen Angehörigen mit Demenz pflegen, 24% die einen Angehörigen nach einem Schlaganfall und 18% die einen Angehörigen mit Parkinson pflegen an, einen reduzierten Lebensstandard aufgrund der Pflege zu haben (vgl. Thomessen et al. 2002, S. 81). Besonders drastisch gestaltet sich allerdings das Ergebnis von Nunnemann et al. In ihrer Untersuchung 2012 klagten 89% der pflegenden Angehörigen über finanzielle Probleme, am häufigsten wegen des geringen Einkommens (70%) und dem Verlust des Arbeitsplatzes, die im Zusammenhang mit der Erkrankung des zu Pflegenden aufgetreten sind (vgl. Nunnemann et al. 2012, S. 1376).

Die finanziellen Einschränkungen können zudem einen negativen Einfluss auf den Gesundheitszustand der Pflegenden ausüben. In einer Studie von Neri et al. 2012 zeigte sich ein starker Zusammenhang zwischen einem niedrigen Familieneinkommen und depressiven Verstimmungen bei pflegenden Angehörigen. Die stärksten depressiven Symptome wiesen hierbei die ärmsten Studienteilnehmer auf (vgl. Neri et al. 2012, S. 472).

Zusammenfassend lässt sich feststellen, dass für die informelle Unterstützung zur Bewältigung von Pflegebedürftigkeit in erheblichem Maße private Zufinanzierungen geleistet werden müssen. Diese hängen zum einen vom individuellen Pflegearrangement des Pflegebedürftigen ab und davon, wie stark sich die Hauptpflegepersonen durch Unterstützungsleistungen einbringen. Zum anderen beeinflusst die Pflegeeinstufung und damit die Begutachtungssystematik auch die Kosten für den Bezug von Sachleistungen, etwa wenn in einem niedrigen Pflegegrad oder bei Personen mit abgelehnten Anträgen mehr Eigenanteile für Betreuungsleistungen aufzubringen sind (vgl. Hielscher et al. 2017, S. 68). Aufgrund der in den vergangenen Jahren neu eingeführten Pflegestärkungsgesetze, gab es eine Novellierung der finanziellen Lage zu Pflegender sowie deren Angehörigen. Über die genauen Auswirkungen dieser Gesetze sind derzeit noch keine validen Daten verfügbar. Daher besteht insgesamt noch ein erheblicher Forschungsbedarf insbesondere hinsichtlich der finanziellen Belastungen von pflegenden Angehörigen, denn die bisher durchgeführten Abschätzungen des finanziellen Pflegeaufwands kommen zu deutlich variierenden und teilweise hinsichtlich ihrer Validität zweifelhaften Ergebnissen. Die unzureichende Datenlage resultiert einerseits aus der Komplexität der Fragestellung und andererseits aus der Tatsache, dass es sich für die Befragten um sensible Daten handelt.

5 Geschlechterspezifische Unterschiede

Pflege ist noch immer überwiegend Frauensache. In der Studie der DAK-Gesundheit gaben 31% der Deutschen an Pflegeerfahrung zu haben. Darunter waren, wie in der nachfolgenden Grafik (Abb. 4) zu erkennen, 36% der Befragten weiblich und 26% männlich (vgl. DAK-Gesundheit 2015, S. 29).

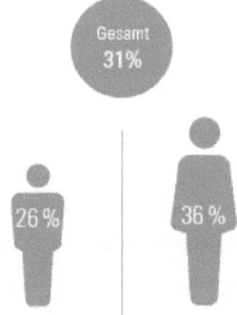

Abb. 4 Pflegeerfahrung der Deutschen. DAK-Gesundheit 2015, S. 28

Offenbar treten Frauen häufiger als Männer im Beruf kürzer, um die Pflege ihrer Angehörigen ermöglichen zu können (vgl. DAK-Gesundheit 2015, S. 20f). Allerdings scheint ein Aufwärtstrend pflegender Männer abzuzeichnen. Waren es 1991 noch 17%, erhöhte sich die Quote bis 2005 auf 27%, was auch die DAK-Gesundheit 2013 bestätigte (vgl. BMFSFJ 2005, S. 10). Ein Grund dafür, liefert laut der DAK, die steigende Erwerbsbeteiligung der Frauen (vgl. DAK-Gesundheit 2015, S. 20f). Die Pflege durch männliche Angehörige ist „überwiegend eine Partnerinnenpflege" (vgl. Langehennig 2009, S. 46). Aber auch die Anzahl der pflegenden Söhne in häuslichen Pflegearrangements nimmt zu. Im Jahr 1991 pflegten lediglich drei Prozent der Söhne, 2002 waren es bereits zehn Prozent. Der Anteil der Pflege durch Töchter blieb hingegen bis zum Jahr 2002 bei einem Anteil von 26% konstant. Pflegende Väter, pflegende Schwiegersöhne oder pflegende Enkel bilden hingegen Ausnahmeformen männlich-informeller Pflege (vgl. Schneekloth 2008 nach Dorschner et al. 2014, S. 257). Männer stellen sich der Herausforderung Pflegebedürftigkeit in anderer Weise als Frauen (vgl. Rumpf 2007 nach Dorschner et al. 2014, S. 257). Beim Rollenwechsel des „materiellen Versorgers" zum „körperlichen Fürsorger" wahren Männer einen größeren inneren Abstand, sind weniger durch soziale Werte zur Pflege verpflichtet, setzen ihre Belastungsgrenzen früher und entscheiden sich schneller für eine Heimunterbringung als Frauen (vgl. BMFSFJ 2002, S. 198).

Nach Angaben der DAK-Gesundheit versorgt sowohl bei den männlichen wie auch bei den weiblichen Befragten fast jeder zweite pflegende Angehörige (46%) einen Elternteil. Diese Betreuung der eigenen Eltern birgt auch das größte Stresspotenzial im häuslichen Umfeld. Die pflegenden erwachsenen ‚Kinder' müssen einen Rollenwechsel vollziehen, gelingt ihnen dieser nicht, kann es zu Problemen kommen (vgl. DAK-Gesundheit 2015, S. 29). Auch hierbei werden Unterschiede zwischen den Geschlechtern deutlich. Weibliche Pflegende (24%) verspüren häufiger als Männer (17%) ein Gefühl der Überforderung (vgl. BMFSFJ 2007, S. 258). Liegt zudem eine Demenz vor, fühlen sich drei Viertel aller Befragten, die Menschen mit Demenz betreuen psychisch überlastet. Desweiteren steigt mit dem Pflegegrad auch das Risiko einer körperlichen Überlastung. Doch auch die Überlastungswerte in den anderen Bereichen sind mit steigendem Pflegegrad signifikant höher (vgl. DAK-Gesundheit 2015, S. 35).

Fazit

Angehörige zu pflegen stellt für deren Bezugspersonen oft eine große Herausforderung dar, die schnell zur Belastung werden und Stress verursachen kann. Pflegende Angehörige tragen daher ein hohes Risiko, selbst zu erkranken. Zahlreiche Studien belegen, dass die häusliche Pflege psychische Auswirkungen wie depressive Verstimmungen, Demenzerkrankung und posttraumatische Stresssymptome verursacht sowie schwere kognitive Beeinträchtigungen mit sich bringen kann. Die physischen Auswirkungen von Langzeitpflege betreffen diverse Organe (Gehirn, Herz, Atmungssystem, Muskeln u.a.). Chronischer Stress kann außerdem mit einem erhöhten Herzinfarktrisiko, Risiko für Infektionen, beschleunigtes Krebswachstum, langsamere Wundheilung, Autoimmunkrankheiten, Herz-Kreislauf-Erkrankungen, Diabetes, Fettleibigkeit, Bluthochdruck und Depression einher gehen. Aus diesem Grund erkannten Wissenschaftler die häusliche Pflege sogar als unabhängigen Risikofaktor für eine erhöhte Mortalität an (vgl. Schulz 1999, S. 2215).

Desweiteren stellen sich der Mangel an Freizeit, Auszeiten und Urlaub sowie eingeschränkte Sozialkontakte als besonders belastende Faktoren für pflegende Angehörige dar. Vor allem Frauen sind einer Mehrfachbelastung ausgesetzt und in Gefahr auszubrennen. Sie erleben die Pflegebelastung doppelt so stark wie Männer. Die Anwendung unterschiedlicher Bewältigungsmechanismen und/oder eine größere Beanspruchung in der häuslichen Pflege bei Frauen könnten die Ursache dieser Unterschiede sein.

Beruf, Familie und Pflege zu vereinen ist sehr anspruchsvoll. Der Leistungsdruck in der Arbeit, die häusliche Pflege und der daraus resultierende Stress beeinflussen das familiäre Klima. Daher kündigen viele pflegende Angehörige ihren Job oder gehen diesem nur noch in Teilzeit nach. Berufliche Pläne müssen ad acta gelegt werden und die daraus resultierenden finanziellen Einbußen zugunsten der Pflege verschärfen die Lebenssituation zudem.

Angesichts dieser Ergebnisse wird deutlich, dass pflegende Angehörige Unterstützung benötigen, um nicht selbst zu erkranken. Sie bedürfen flächendeckender niederschwelliger Angebote zur verbesserten Information, Beratung, Bestärkung, Pflegeanleitung sowie Maßnahmen zur Entlastung durch sämtliche Disziplinen des Gesundheitswesens. Um häusliche Pflege auch in Zukunft gewährleisten zu können, ist zudem die Politik gefordert ihre bereits begonnen Hilfsangebote weiter auszugestalten. Außerdem ergeben sich für alle im Gesundheitswesen Tätigen neue Berufs- und Handlungsfelder, die es im Sinne der Prävention zu erschließen gilt. Da sich vor allem Frauen verstärkt am Arbeitsmarkt beteiligen, sie aber den Großteil der Pflege und Unterstützung von Angehörigen tragen, wächst auch hier, analog zur Kinderbetreuung, der Handlungsbedarf zur Erleichterung der Vereinbarkeit zusehends. So ist die Schaffung entsprechender Rahmenbedingungen notwendig, die es erlauben, Angehörige trotz eigener Erwerbstätigkeit zu unterstützen oder zu pflegen.

Literaturverzeichnis

Andren, S.; Elmstahl, S. (2005): Family caregiver's subjective experiences of satisfaction in dementia care: aspects of burden, subjective health and sense of coherence. In: Scand J Caring Sci. 19(2), S.157-168

Bestmann, B.; Wüstholz, E.; Verheyen, F. (2014): Pflegen: Belastung und sozialer Zusammenhalt. Eine Befragung zur Situation von pflegenden Angehörigen. WINEG Wissen 04. Techniker Krankenkasse: Hamburg

Bevans, M.; Sternberg, E. (2012): Caregiving Burden, Stress, and Health Effects Among Family Caregivers of Adult Cancer Patients. In: Journal of the American Medical Association 307(4), S. 398-403

Bialon, L.; Coke, S. (2012): A Study on Caregiver Burden: Stressors, Challenges, and Possible Solutions. In: American Journal of Hospice and Palliative Medicine 29, S. 210-218

Bundesministerium für Familie, Senioren, Frauen und Jugend (BMFSFJ) (Hrsg.) (2002): Vierter Bericht zur Lage der älteren Generation in der Bundesrepublik Deutschland: Risiken, Lebensqualität und Versorgung Hochaltriger – unter besonderer Berücksichtigung demenzieller Erkrankungen. Berlin

Bundesministerium für Familie, Senioren, Frauen und Jugend (BMFSFJ) (Hrsg.) (2005): Möglichkeiten und Grenzen selbstständiger Lebensführung in Privathaushalten. Ergebnisse der Studie MuG III. Berlin

Bundesministerium für Familie, Senioren, Frauen und Jugend (BMFSFJ) (Hrsg.) (2007): Möglichkeiten und Grenzen selbstständiger Lebensführung in stationären Einrichtungen. Ergebnisse der Studie MuG IV. Berlin

Bundesministerium für Gesundheit (BMG) (Hrsg.) (2011): Abschlussbericht zur Studie „Wirkungen des Pflege-Weiterentwicklungsgesetzes". TNS Infratest Sozialforschung, München

Bundesministerium für soziale Sicherheit, Generationen und Konsumentenschutz (BMSK) (Hrsg.) (2005): Situation pflegender Angehöriger. Endbericht. Wien

DAK-Gesundheit (Hrsg.) (2015): Pflege-Report 2015. So pflegt Deutschland. DAK-Gesundheit: Hamburg

Hielscher, V.; Kirchen-Peters, S.; Nock, L.; Ischebeck, M. (2017): Pflege in den eigenen vier Wänden: Zeitaufwand und Kosten. Pflegebedürftige und ihre Angehörigen geben Auskunft. Study der Hans-Böckler-Stiftung, No. 363. Hans-Böckler-Stiftung: Düsseldorf

Huang, C.; Chiung-Yu, H.; Valmi, D.; Sousa, S.; Mei-Yi, H.; Chun-Ching, T.; Mei-Huang, H.; Shu-Ying, Y. (2009): Stressors, social support, depressive symptoms and general health status of taiwanese caregivers of persons with stroke or alzheimer´s disease. In: Journal of Clinical Nursing 18(4), S. 502-511

Langehennig, M. (2009): Männer in der häuslichen Angehörigenpflege. Forschungsbefunde, Forschungsartefakte, Forschungsperspektiven. Polis 49, Hessische Landeszentrale für Politische Bildung, S. 43 – 58

Lu, Y.; Austrom, M. (2005): Distress Responses and Self-Care Behaviors in Dementia Family Caregivers With High and Low Depressed Mood. In: Journal of the American Psychiatric Nurses Association 11, S. 231-240

Mahne, K.; Wolff, K.; Simonson, J., Tesch-Römer, C. (Hrsg.) (2017): Altern im Wandel. Zwei Jahrzehnte Deutscher Alterssurvey (DEAS). Springer: Wiesbaden

McCullagh, E.; Brigstocke, G.; Donaldson, N.; Kalra, L. (2005): Determinants of caregiving burden and quality of life in caregivers of stroke patients. In: Stroke 36(10), S. 2181-2186

Neri, A.; Sanches Yassuda, M.; Garofe Fortes-Burgos, A.; Passarelli Mantovani, E.; Arbex, F.; De Souza Torres, S.; Rodrigues Perracini, M.; Guariento, M. (2012): Relationship between gender, age, family conditions, physical and mental health, and social isolation of elderly caregivers. In: International Psychogeriatrics 24(3), S. 472–483

Northfield, S.; Nebauer, M. (2010): The caregiving journey for family members of relatives with cancer: How do they cope? In: Clinical Journal of Oncology Nursing 14(5), 567-577

Nunnemann, S.; Kurz, A.; Leucht, S.; Diehl-Schmidt, J. (2012): Caregivers of patients with frontotemporal lobar degeneration: a review of burden, problems, needs, and interventions. In: International Psychogeriatrics, 24:9, S. 1368–1386

Perrig-Chiello, P.; Hutchison, S. (2010): Family caregivers of elderly persons. A differential perspective on stressors, resources and wellbeing. In: Gero Psych 23(4), S.195–206. Hogrefe: Göttingen

Pinquart, M.; Sörensen, S. (2003): Differences between caregivers and noncaregivers in psychological health and physical health: a metaanalysis. In: Psychol Aging.18(2), S. 250-267

Posch-Eliskases, U.; Rungg, C.; Moosbrugger, M.; Perkhofer, S. (2015a): Höhere Mortalität pflegender Angehöriger. Gesundheitliche Auswirkungen der häuslichen Pflege auf Seele und Körper. In: Hauskrankenpflege 01-02/2015, S. 24-27. Springer-Verlag: Wien

Posch-Eliskases, U.; Rungg, C.; Moosbrugger, M.; Perkhofer, S. (2015b): Stress bei pflegenden Angehörigen. In: HeilberufeSCIENCE 03/2015, S. 11-15. Springer-Verlag: Wien

Rainer, M.; Krüger-Rainer, C.; Croy, A. (2002): Angehörigenhilfe und Selbsthilfe bei Alzheimer-Demenz. In: Wiener Medizinische Wochenschrift, vol. 3, no 4, S. 107-112

Roberts, J.; Browne, G.; Milne, C.; Spooner, L.; Gafni, A.; Drummond-Young, M.; LeGris, J.; Watt, S.; LeClair, K.; Beaumont, L. (1999): Problem-solving counseling for caregivers of the cognitively impaired: effective for whom?. In: Journal of Nursing Research, vol. 48, no 3, May-June, S. 162-172

Saban, K.; Mathews, H.; O´Brien, T.; Bryant, F.; Witek Janusek, L. (2012): Depressive Symptoms and Diurnal Salivary Cortisol Patterns Among Female Caregivers of Stroke Survivors. In: Biological Research For Nursing 14, S. 396-404

Schneekloth, U.; Leven, I. (2003): Hilfe- und Pflegebedürftige in Privathaushalten in Deutschland 2002. Schnellbericht. Infratest Sozialforschung im Auftrag des Bundesministeriums für Familie, Senioren, Frauen und Jugend. München

Schneekloth, U.; Wahl, H-W. (Hrsg.) (2005): Möglichkeiten und Grenzen selbständiger Lebensführung in privaten Haushalten (MuG III). Integrierter Abschlussbericht im Auftrag des Bundesministeriums für Familie, Senioren, Frauen und Jugend. München

Schulz, R.; Beach, S. (1999): Caregiving as a risk factor for mortality. The Caregiver Health Effects Study. In: JAMA 282(23), S. 2215-2219. American Medical Association: Chicago

Thomessen, B.; Aarsland, D.; Braekhus, A.; Oksengaard, A.; Engedal, K.; Laake, K. (2002): The psychosocial burden on spouses of the elderly with stroke, dementia and Parkinson's disease. In: International Journal of Geriatric Psychiatry, vol. 17, S. 78-84

Internet

Statista GmbH Hamburg (2015a): Anzahl der Pflegebedürftigen in Deutschland in den Jahren 1999 bis 2015 (in 1.000). www.de.statista.com/statistik/daten/studie/2722/umfrage/pflegebeduerftige-in-deutschland-seit-1999/ (Zugriff: 23.03.18)

Statista GmbH Hamburg (2015b): 71% der Pflegebedürftigen werden zu Hause versorgt. www.de.statista.com/infografik/3302/pflegebeduerftige-in-deutschland-nach-art-der-versorgung/ (Zugriff: 23.03.18)

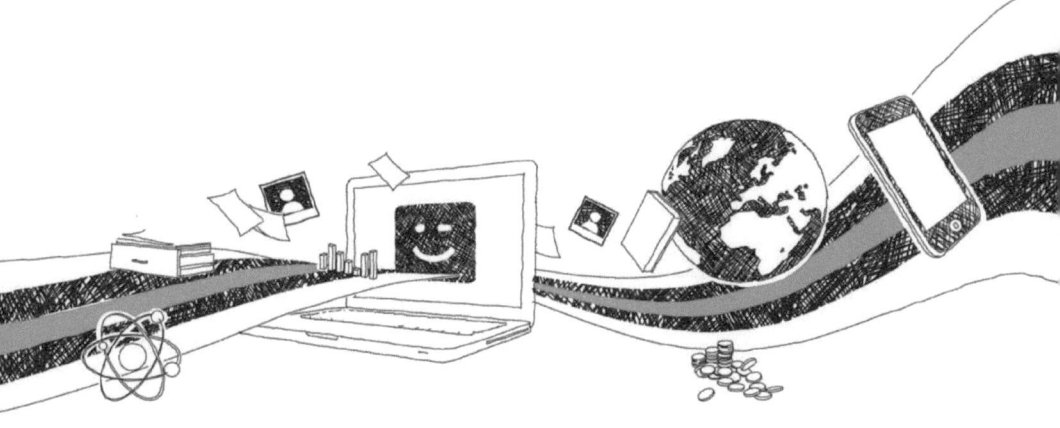
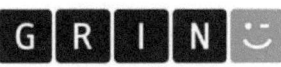